翻开此书，直面微观世界病毒
与细胞不断搏弈的精彩瞬间，重温
人类发现病毒、战胜疾病的非凡历程，
探索生命奥秘与神奇，感受科学无穷
魅力和伟大力量！

徐建国

中国工程院院士
传染病预防控制国家重点实验室主任

U0249375

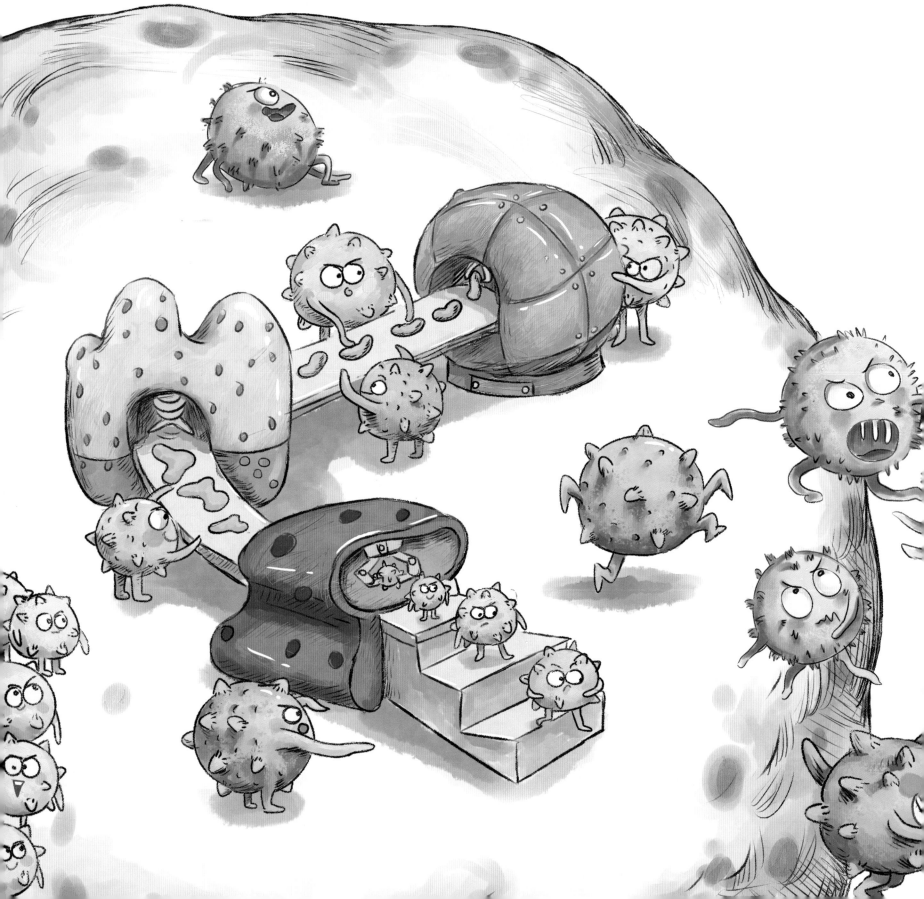

"小病毒 大世界"
健康科学绘本

谁溜进了我们的身体

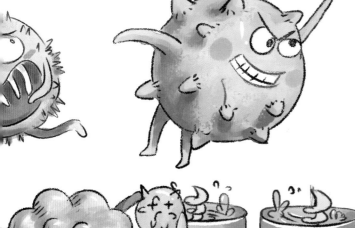

刘欢　陈逗逗◎著　心阅文化◎绘

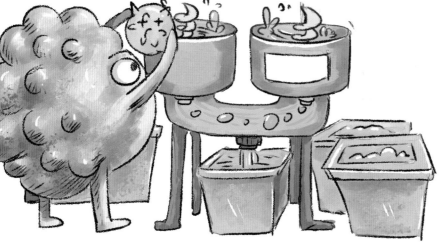

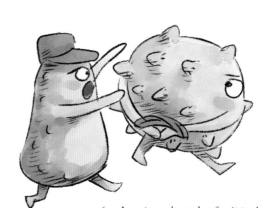

长江出版传媒 | 长江少年儿童出版社

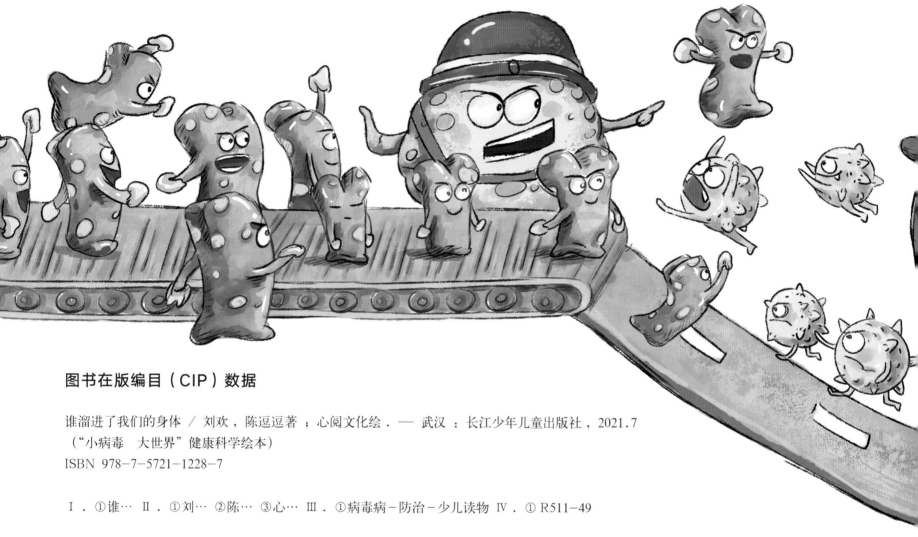

图书在版编目（CIP）数据

谁溜进了我们的身体 / 刘欢，陈逗逗著；心阅文化绘 . —— 武汉 ：长江少年儿童出版社，2021.7
（"小病毒　大世界"健康科学绘本）
ISBN 978-7-5721-1228-7

Ⅰ . ①谁… Ⅱ . ①刘… ②陈… ③心… Ⅲ . ①病毒病－防治－少儿读物 Ⅳ . ① R511-49

中国版本图书馆 CIP 数据核字 (2021) 第 013218 号

"小病毒 大世界" 健康科学绘本·谁溜进了我们的身体
"XIAO BINGDU DA SHIJIE" JIANKANG KEXUE HUIBEN · SHEI LIUJINLE WOMEN DE SHENTI

作者：刘欢　陈逗逗　著　心阅文化　绘 / 出品人：何龙 / 总策划：姚磊　何少华 / 责任编辑：胡星　陈晓蔓　郭心怡 / 设计指导：彭哲 / 视频讲解：高丁

美术编辑：徐晟　董曼 / 责任校对：莫大伟 / 绘画：心阅文化工作室　朱芳　王红节 / 出版发行：长江少年儿童出版社 / 业务电话：(027) 87679174

网址：http://www.cjcpg.com / 电子信箱：cjcpg_cp@163.com / 印刷：湖北新华印务有限公司 / 经销：新华书店湖北发行所 / 印张：3.33

版次：2021年7月第1版 / 印次：2021年7月第1次印刷 / 印数：1-10000册 / 规格：787毫米×1092毫米　1/12 / 书号：ISBN 978-7-5721-1228-7 / 定价：40.00元

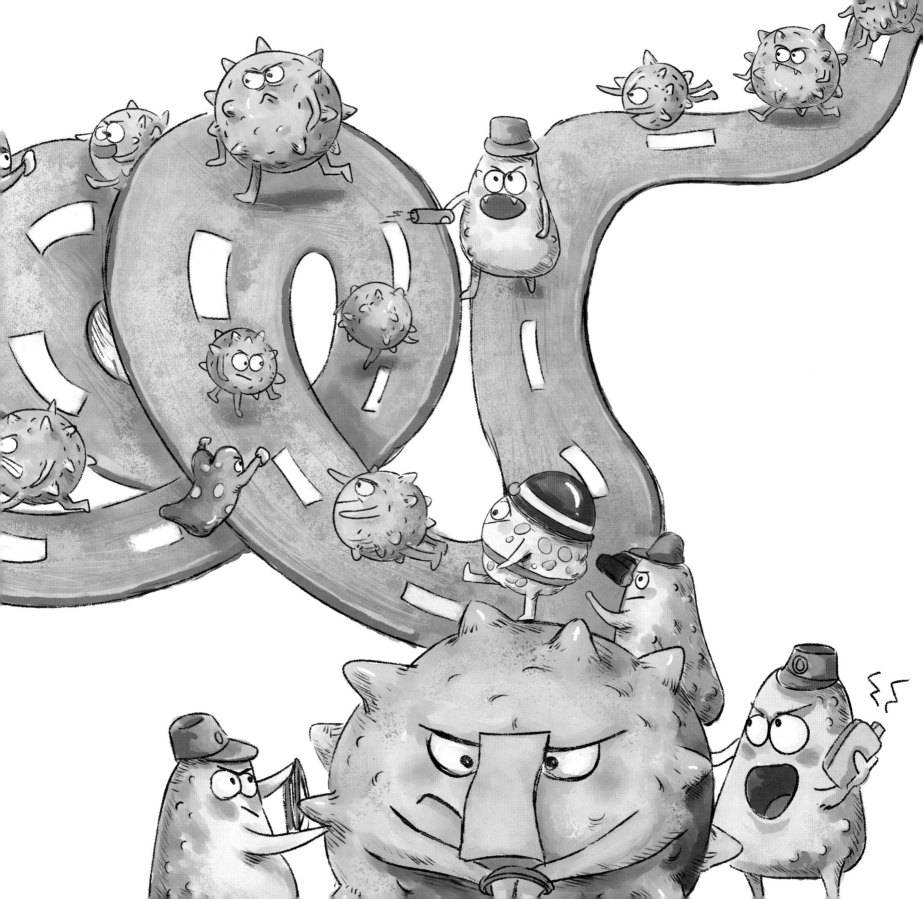

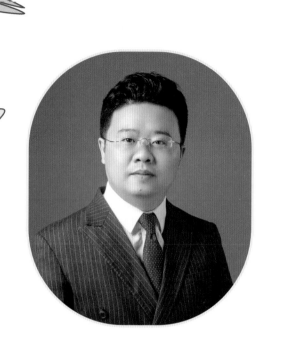

刘欢

中国科普作家协会理事，武汉科学普及研究会理事，亚太生物安全协会会员，国务院应对新型冠状病毒肺炎疫情联防联控机制科研攻关组专家。主要从事微生物学、病毒免疫、分子演化以及生物安全与健康教育研究。作品包括《剑与盾之歌：人类对抗病毒的精彩瞬间》《流感病毒：躲也躲不过的敌人》等，三次荣获全国优秀科普作品奖，两次入选全国优秀科普微视频作品，被评为中国科学院优秀科普图书、湖北省优秀科普作品、北京十大好书等。个人被授予国际科普作品大赛科普贡献者、湖北70年优秀科普工作者、"典赞·2020科普中国"科普特别人物等荣誉称号。

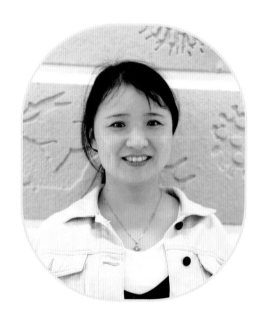

陈逗逗

中国科学院武汉病毒研究所科研项目主管，长期从事科学传播工作，组织举办了科普作品大赛、"病毒小百科"征文大赛等活动。发表有《小儿麻痹症多久没听见了？24年！》等科普文章。主创的《没有硝烟的战争：人类与流感病毒》等多部科普微视频，入选全国优秀科普微视频作品、中国科学院十大优秀科普微视频等。个人被授予"湖北省全国科普日先进个人"荣誉称号。

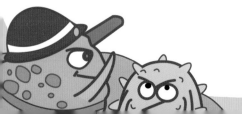

作者的话

病毒从哪里来？ 病毒都是可怕的敌人吗？ 怎样预防病毒引起的疾病呢？

在我们生活的这个蔚蓝星球上，病毒可以说是最神秘的生命形态之一。我们看不见也摸不着病毒，它们却与我们如影随形，时刻相伴。近年来，受到气候环境变化和人类频繁活动的影响，冠状病毒、流感病毒、埃博拉病毒等引起的传染病不时暴发，这些疾病流行性广、危害性大，严重影响了我们的身体健康和社会生活。

大家可曾认识和了解它们？ 现在，翻开这套《"小病毒 大世界"健康科学绘本》，病毒世界的面貌会栩栩如生地呈现在我们面前。

这套绘本图文俱佳，生动活泼的病毒形象，会带领我们走近病毒，踏上微观宇宙的启蒙之旅。在这里，大家可以了解生命的起源和人类发现病毒的历史，领略病毒与细胞之间没有硝烟的战场，体会人类掌握疫苗武器消灭传染病的伟大历程。更重要的是，大家在阅读后能学习到科学防范传染病的健康知识，认识到病毒、细菌、动植物包括人类都是大自然中的一员，从而树立起人与自然和谐共生的科学理念。

习近平总书记指出："人类同疾病较量最有力的武器就是科学技术。"这套书还展现出在人类与病毒抗争的过程中科学技术发挥的巨大力量，以及伟大的科学家精神。小朋友们，了解对抗病毒的科学技术，体验科学发现的过程，探寻追求真理的方法，不仅有助于提升我们的科学素养，也有利于社会文明的进步。

强国之基在养蒙。愿这套小小的健康科学绘本，在大家心中种下科学的种子，培养探索世界的兴趣和开拓未来的勇气。接下来，让我们一起进入奇妙的病毒世界吧！

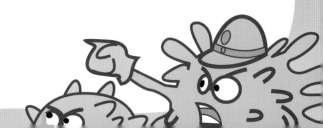

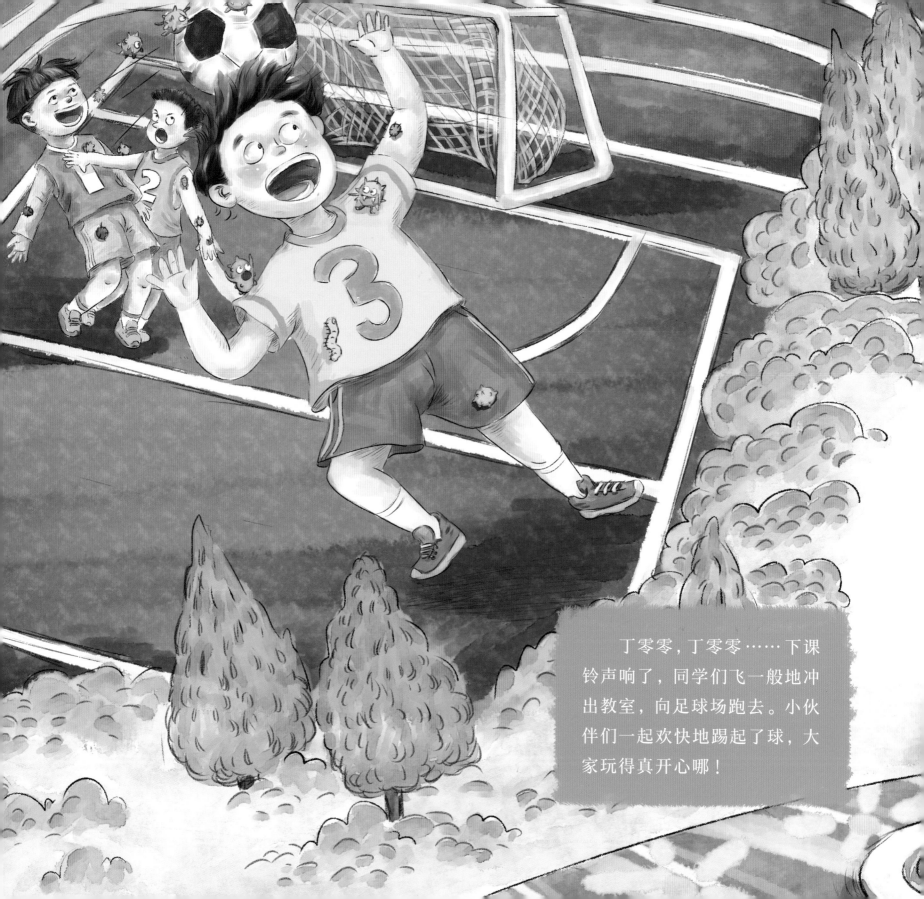

丁零零，丁零零……下课铃声响了，同学们飞一般地冲出教室，向足球场跑去。小伙伴们一起欢快地踢起了球，大家玩得真开心哪！

回到家，妈妈早已准备好了香喷喷的饭菜。小朋友看到桌上有他最爱吃的麻辣大虾，顾不上洗脏兮兮的小手，抓起大虾就丢进了嘴里。不过，小朋友看不见的是，有一些微小的东西也跟着钻了进去。

无处不在的病毒

病毒是地球上存在最广泛的生命形态之一，几乎无处不在。患病的人、受到污染的水和食物、排泄物等都带有很多病毒，稍不留神病毒就可能会感染我们的身体。

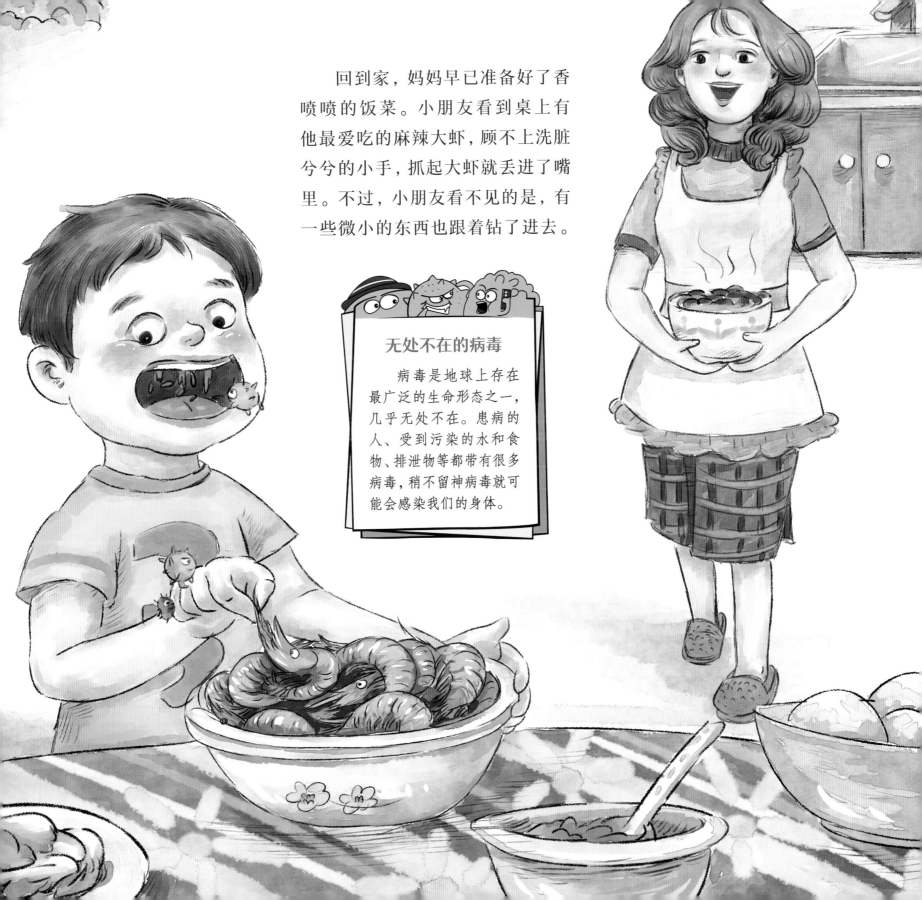

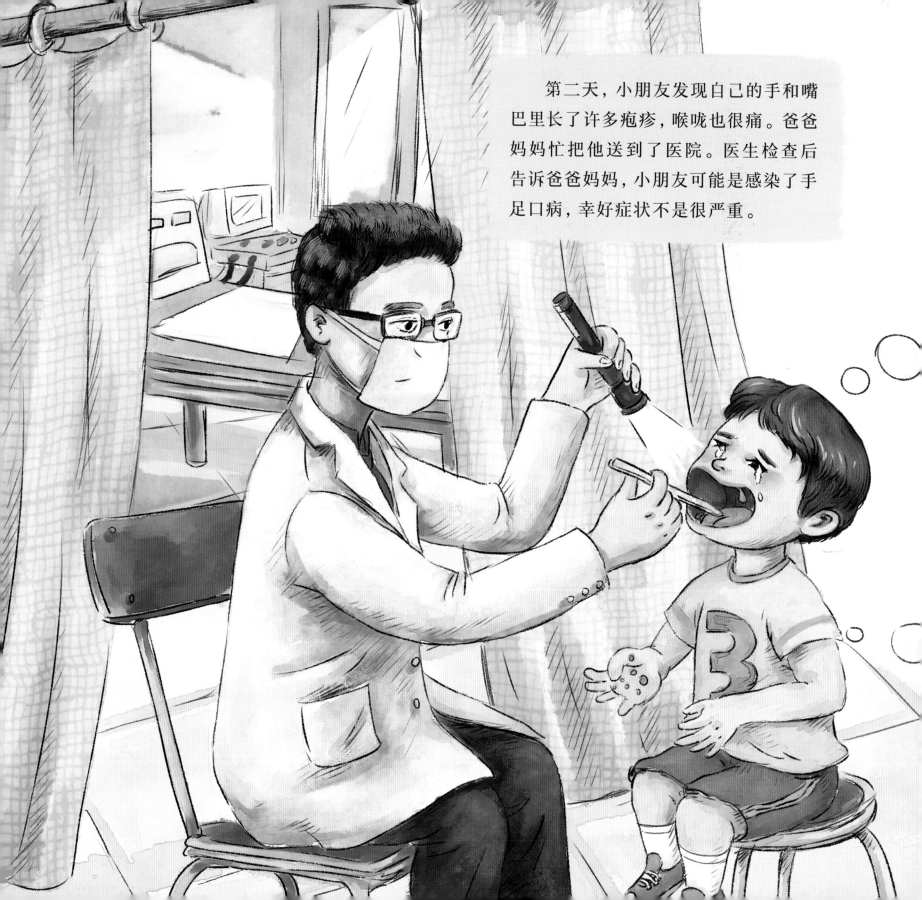

第二天，小朋友发现自己的手和嘴巴里长了许多疱疹，喉咙也很痛。爸爸妈妈忙把他送到了医院。医生检查后告诉爸爸妈妈，小朋友可能是感染了手足口病，幸好症状不是很严重。

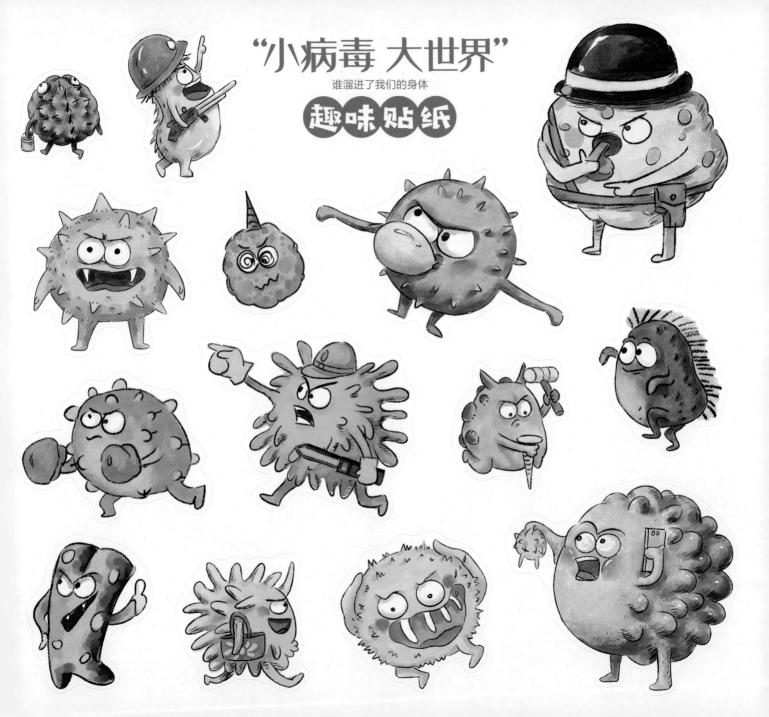

"小病毒 大世界"

谁溜进了我们的身体

趣味贴纸

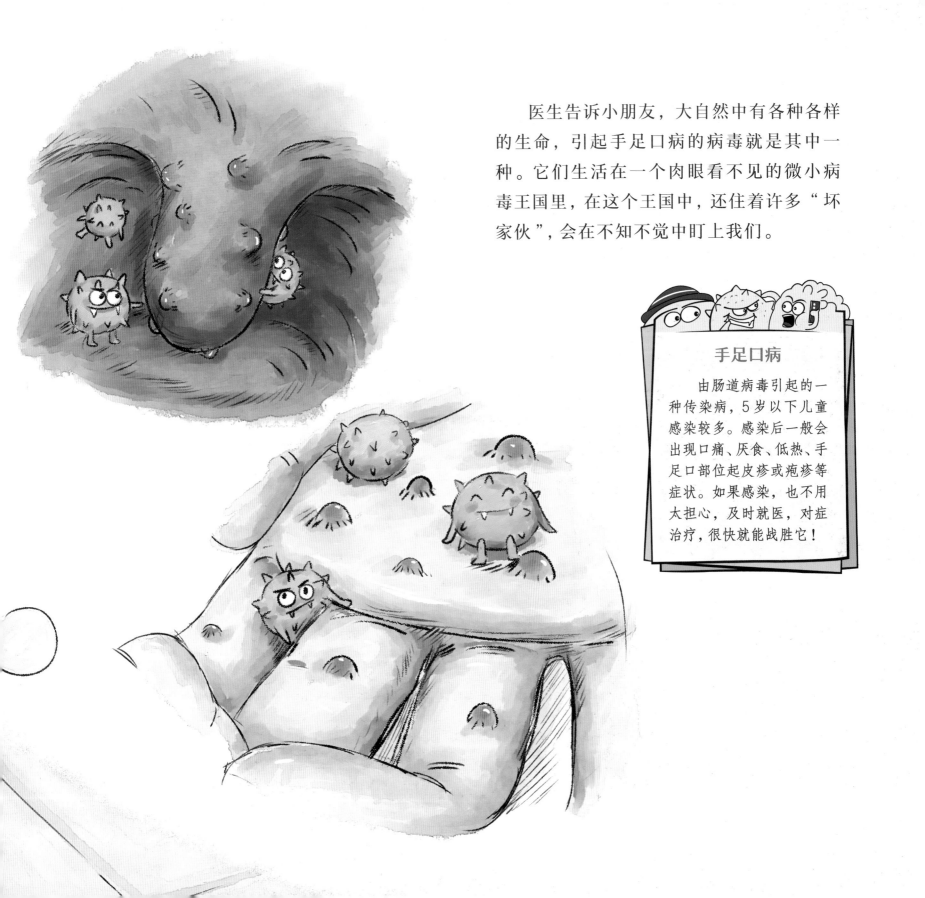

医生告诉小朋友，大自然中有各种各样的生命，引起手足口病的病毒就是其中一种。它们生活在一个肉眼看不见的微小病毒王国里，在这个王国中，还住着许多"坏家伙"，会在不知不觉中盯上我们。

手足口病

由肠道病毒引起的一种传染病，5岁以下儿童感染较多。感染后一般会出现口痛、厌食、低热、手足口部位起皮疹或疱疹等症状。如果感染，也不用太担心，及时就医，对症治疗，很快就能战胜它！

这次干坏事的家伙，正是柯萨奇病毒A16型。它是柯萨奇病毒家族的一个"好战分子"，总是在不经意间偷偷溜进人体，搞起破坏来。

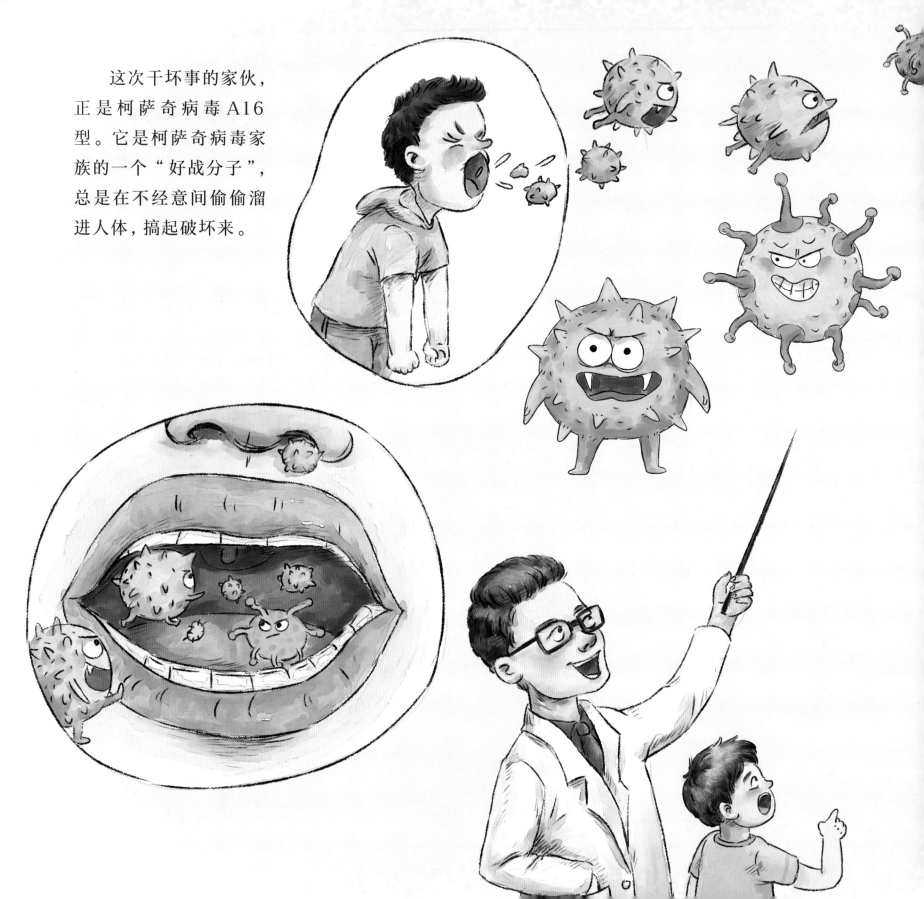

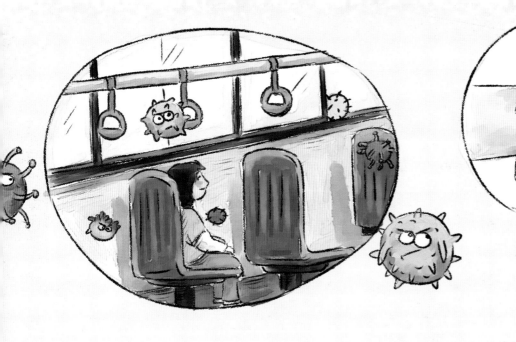

　　柯萨奇病毒会偷偷藏在人体的咽喉部位、唾液中以及被感染者手足上的疱疹和粪便中。它们悄悄地瞄准时机，不仅能通过喷嚏、咳嗽、说话时候的飞沫直接传染给周围的人，还可通过共用生活用品及餐具等间接接触传染人。

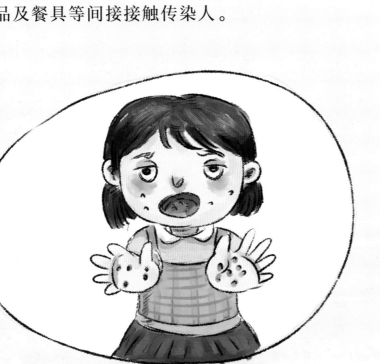

柯萨奇病毒

　　一类常见的经呼吸道和消化道感染人体的病毒，最初在美国纽约的柯萨奇被发现。引发手足口病的肠道病毒有20多种，其中以柯萨奇病毒A16型和肠道病毒71型最为常见。

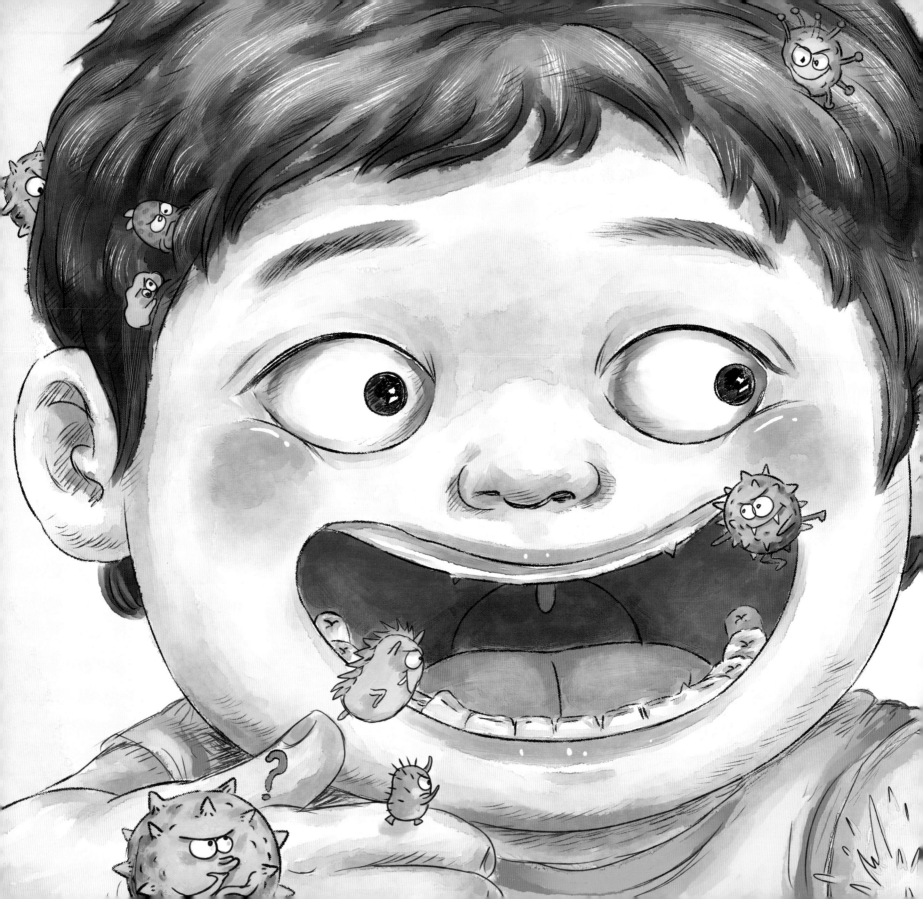

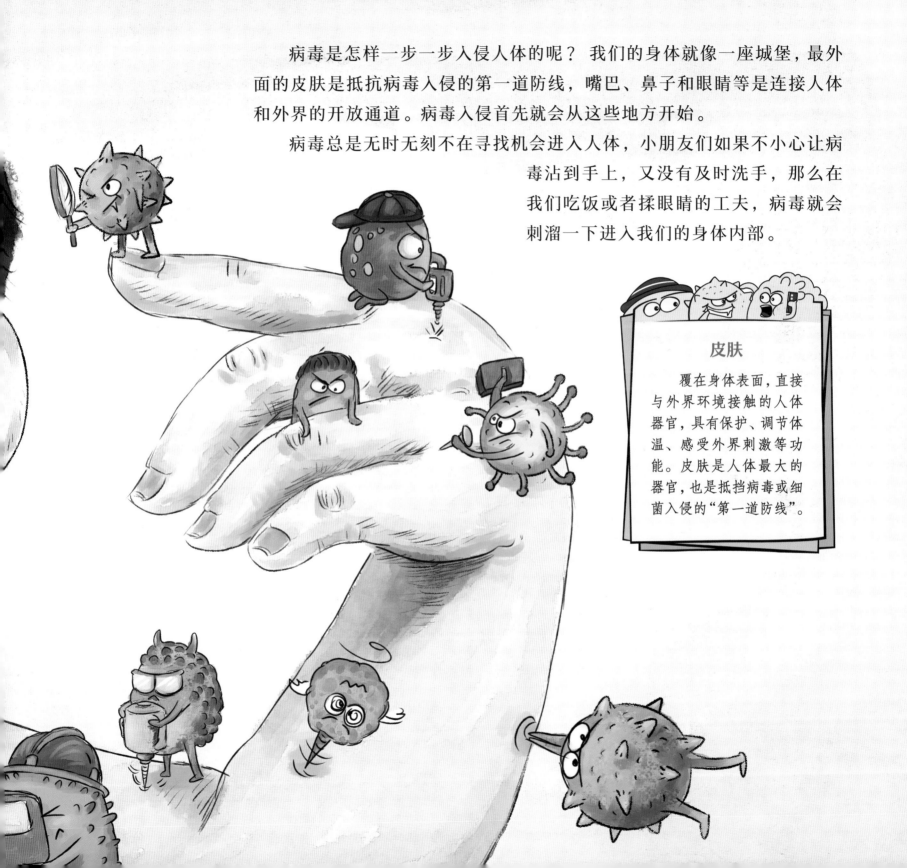

病毒是怎样一步一步入侵人体的呢？ 我们的身体就像一座城堡，最外面的皮肤是抵抗病毒入侵的第一道防线，嘴巴、鼻子和眼睛等是连接人体和外界的开放通道。病毒入侵首先就会从这些地方开始。

病毒总是无时无刻不在寻找机会进入人体，小朋友们如果不小心让病毒沾到手上，又没有及时洗手，那么在我们吃饭或者揉眼睛的工夫，病毒就会刺溜一下进入我们的身体内部。

皮肤

覆在身体表面，直接与外界环境接触的人体器官，具有保护、调节体温、感受外界刺激等功能。皮肤是人体最大的器官，也是抵挡病毒或细菌入侵的"第一道防线"。

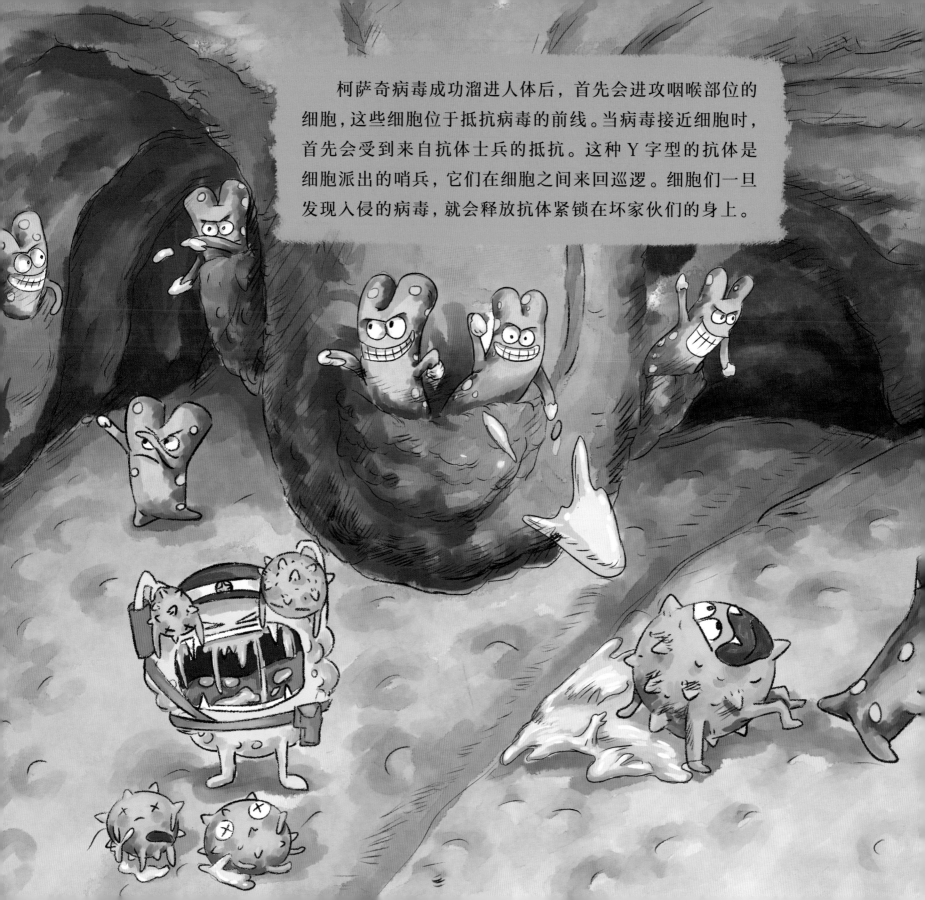

柯萨奇病毒成功溜进人体后，首先会进攻咽喉部位的细胞，这些细胞位于抵抗病毒的前线。当病毒接近细胞时，首先会受到来自抗体士兵的抵抗。这种 Y 字型的抗体是细胞派出的哨兵，它们在细胞之间来回巡逻。细胞们一旦发现入侵的病毒，就会释放抗体紧锁在坏家伙们的身上。

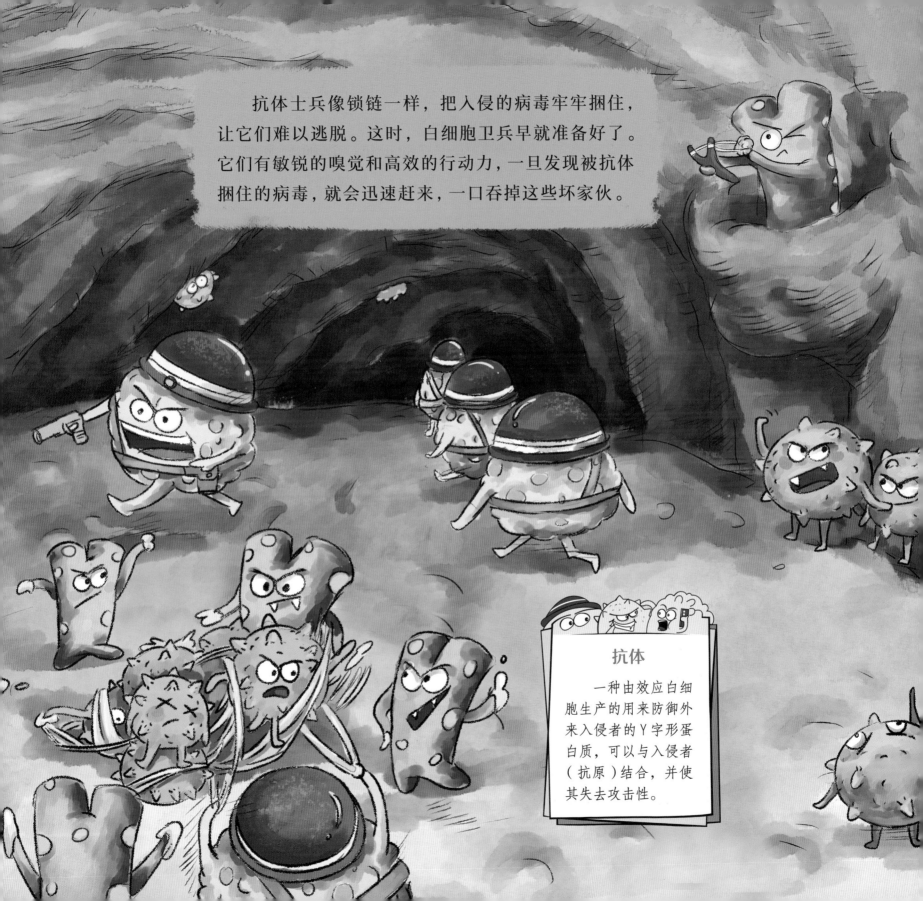

抗体士兵像锁链一样，把入侵的病毒牢牢捆住，让它们难以逃脱。这时，白细胞卫兵早就准备好了。它们有敏锐的嗅觉和高效的行动力，一旦发现被抗体捆住的病毒，就会迅速赶来，一口吞掉这些坏家伙。

抗体

一种由效应白细胞生产的用来防御外来入侵者的丫字形蛋白质，可以与入侵者（抗原）结合，并使其失去攻击性。

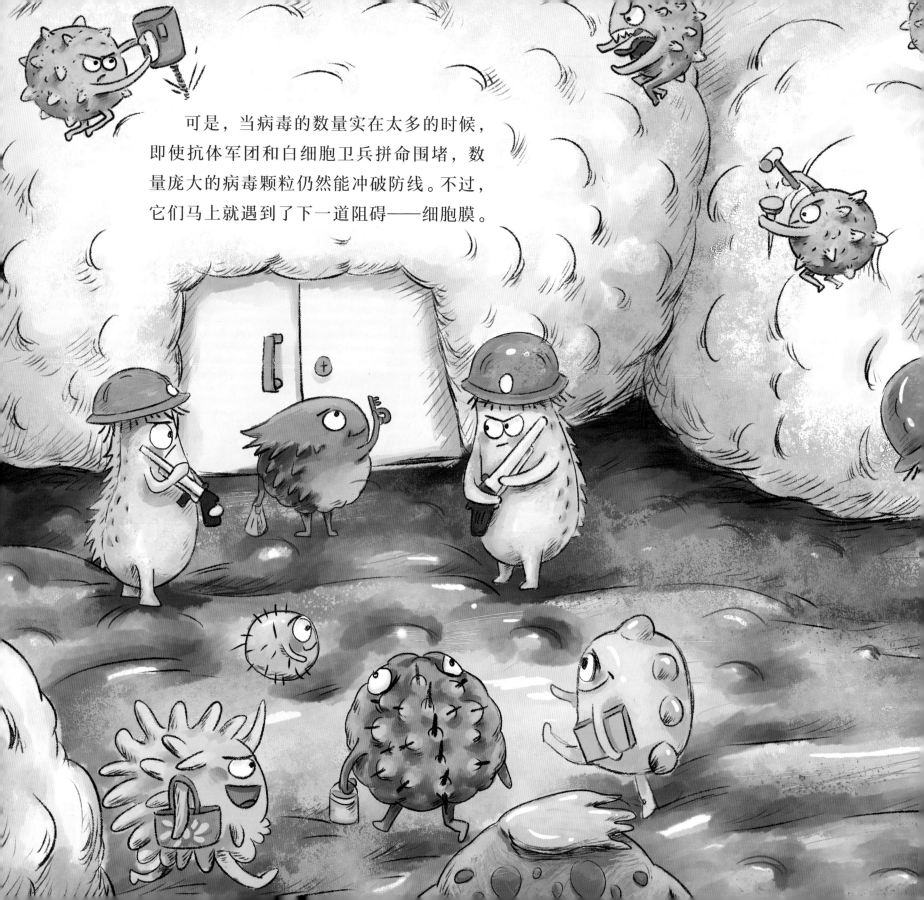

可是，当病毒的数量实在太多的时候，即使抗体军团和白细胞卫兵拼命围堵，数量庞大的病毒颗粒仍然能冲破防线。不过，它们马上就遇到了下一道阻碍——细胞膜。

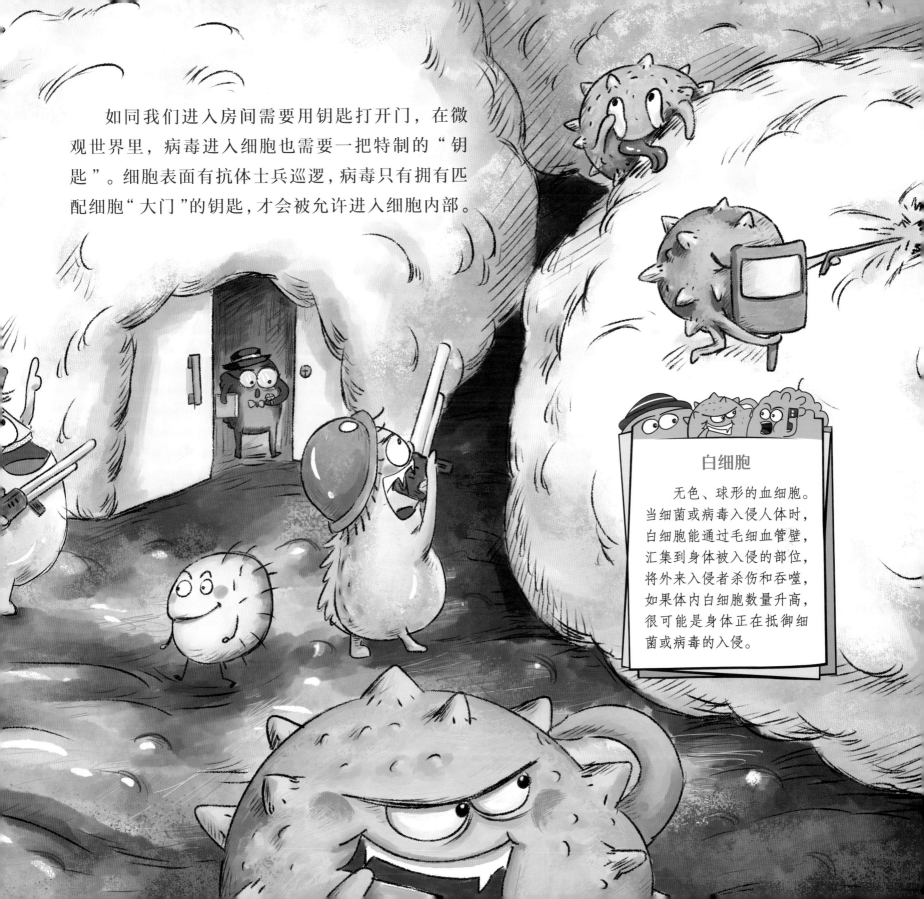

如同我们进入房间需要用钥匙打开门，在微观世界里，病毒进入细胞也需要一把特制的"钥匙"。细胞表面有抗体士兵巡逻，病毒只有拥有匹配细胞"大门"的钥匙，才会被允许进入细胞内部。

白细胞

无色、球形的血细胞。当细菌或病毒入侵人体时，白细胞能通过毛细血管壁，汇集到身体被入侵的部位，将外来入侵者杀伤和吞噬，如果体内白细胞数量升高，很可能是身体正在抵御细菌或病毒的入侵。

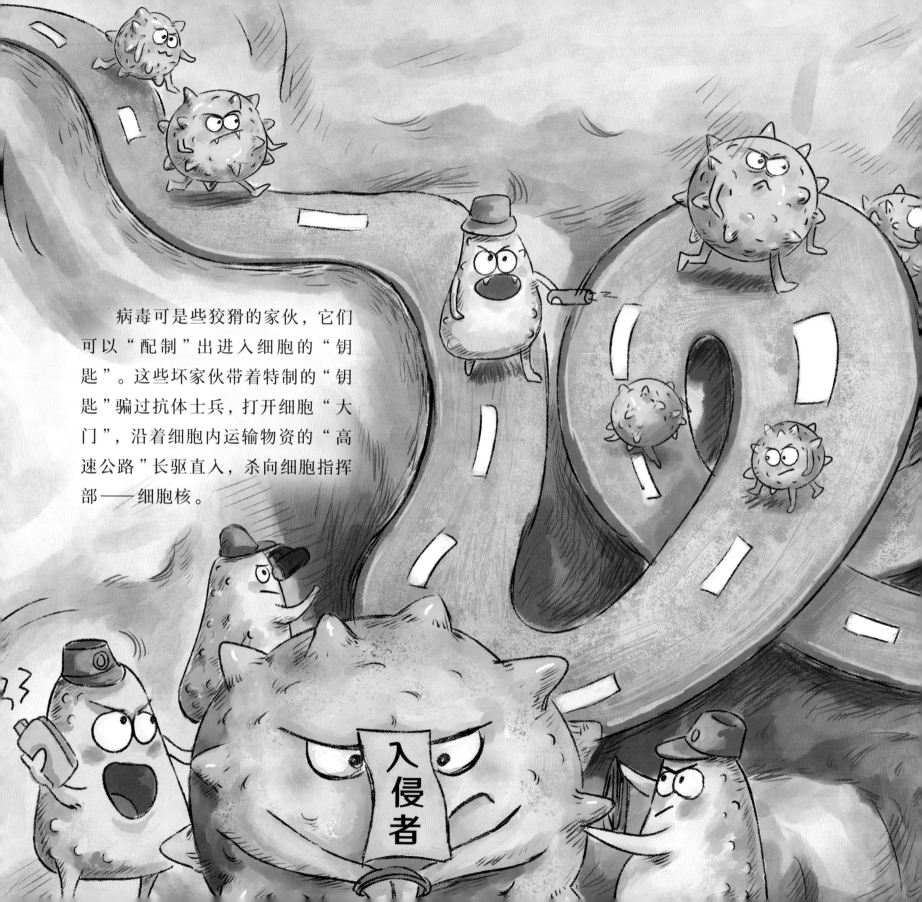

病毒可是些狡猾的家伙，它们可以"配制"出进入细胞的"钥匙"。这些坏家伙带着特制的"钥匙"骗过抗体士兵，打开细胞"大门"，沿着细胞内运输物资的"高速公路"长驱直入，杀向细胞指挥部——细胞核。

入侵者

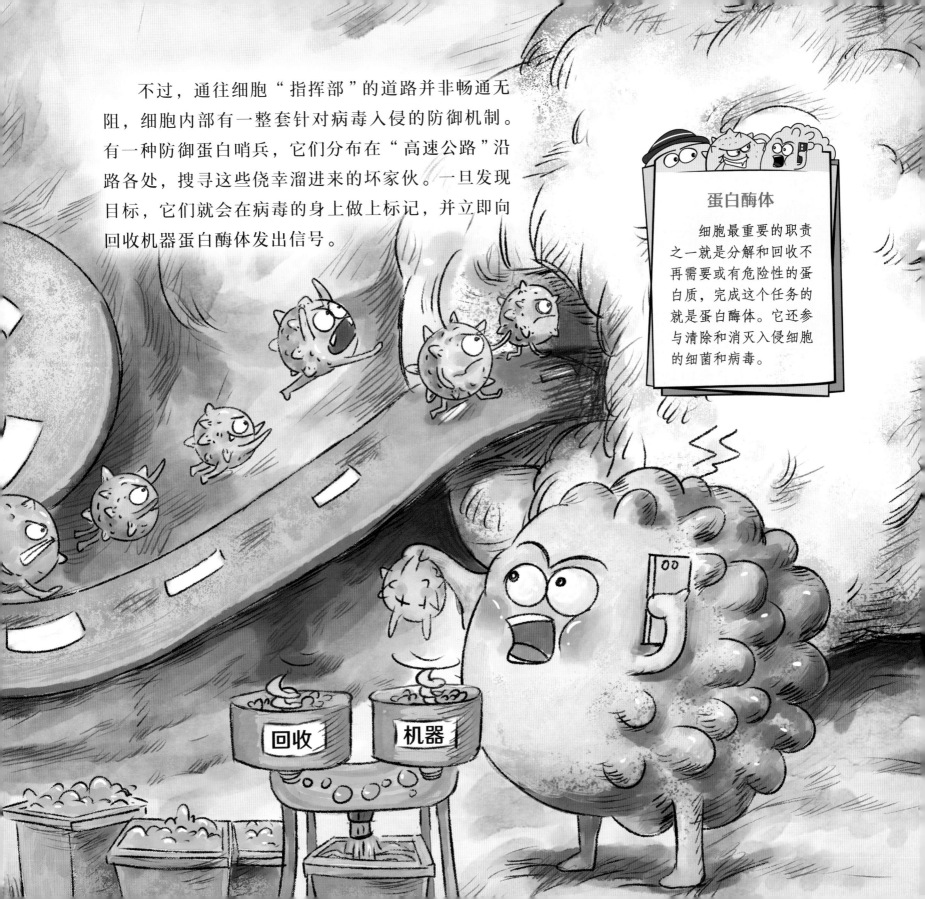

不过，通往细胞"指挥部"的道路并非畅通无阻，细胞内部有一整套针对病毒入侵的防御机制。有一种防御蛋白哨兵，它们分布在"高速公路"沿路各处，搜寻这些侥幸溜进来的坏家伙。一旦发现目标，它们就会在病毒的身上做上标记，并立即向回收机器蛋白酶体发出信号。

蛋白酶体

细胞最重要的职责之一就是分解和回收不再需要或有危险性的蛋白质，完成这个任务的就是蛋白酶体。它还参与清除和消灭入侵细胞的细菌和病毒。

回收 机器

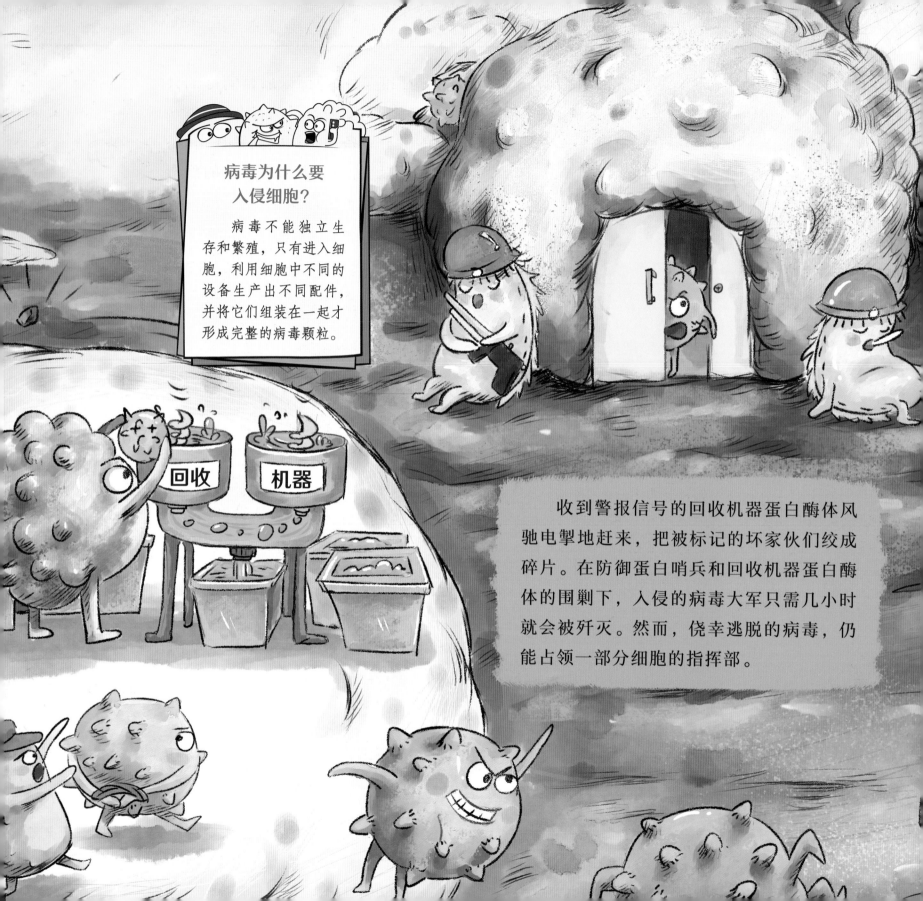

病毒为什么要入侵细胞？

病毒不能独立生存和繁殖，只有进入细胞，利用细胞中不同的设备生产出不同配件，并将它们组装在一起才形成完整的病毒颗粒。

回收　机器

收到警报信号的回收机器蛋白酶体风驰电掣地赶来，把被标记的坏家伙们绞成碎片。在防御蛋白哨兵和回收机器蛋白酶体的围剿下，入侵的病毒大军只需几小时就会被歼灭。然而，侥幸逃脱的病毒，仍能占领一部分细胞的指挥部。

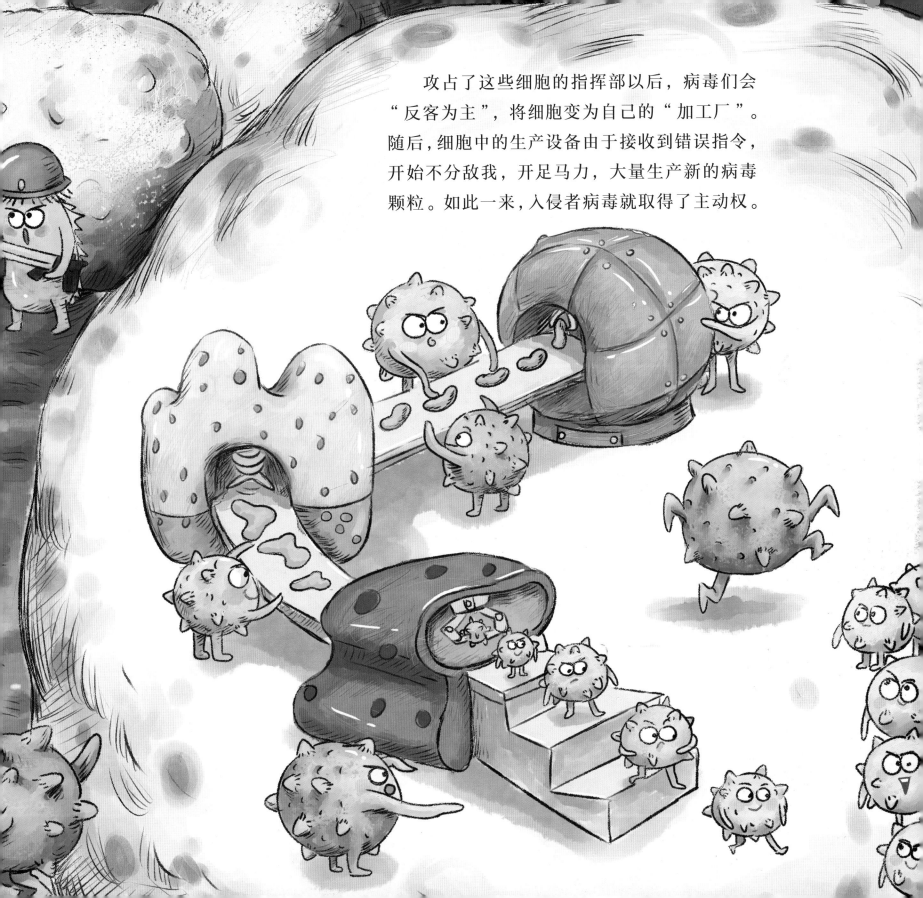

攻占了这些细胞的指挥部以后，病毒们会"反客为主"，将细胞变为自己的"加工厂"。随后，细胞中的生产设备由于接收到错误指令，开始不分敌我，开足马力，大量生产新的病毒颗粒。如此一来，入侵者病毒就取得了主动权。

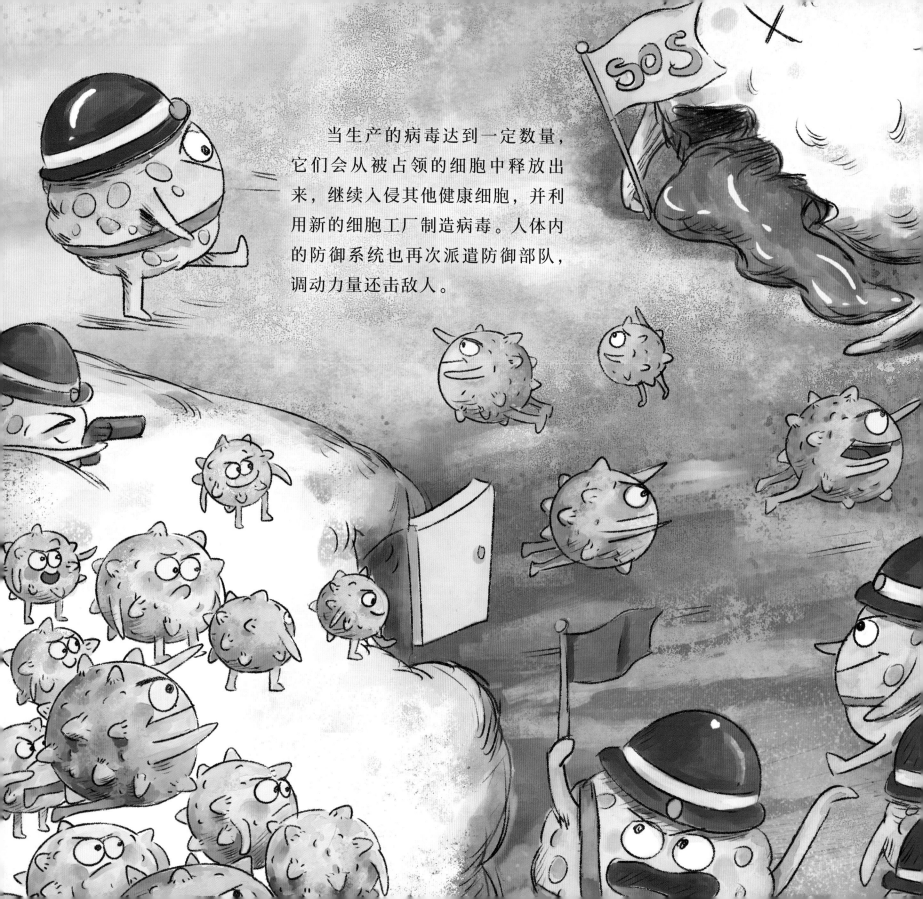

当生产的病毒达到一定数量，它们会从被占领的细胞中释放出来，继续入侵其他健康细胞，并利用新的细胞工厂制造病毒。人体内的防御系统也再次派遣防御部队，调动力量还击敌人。

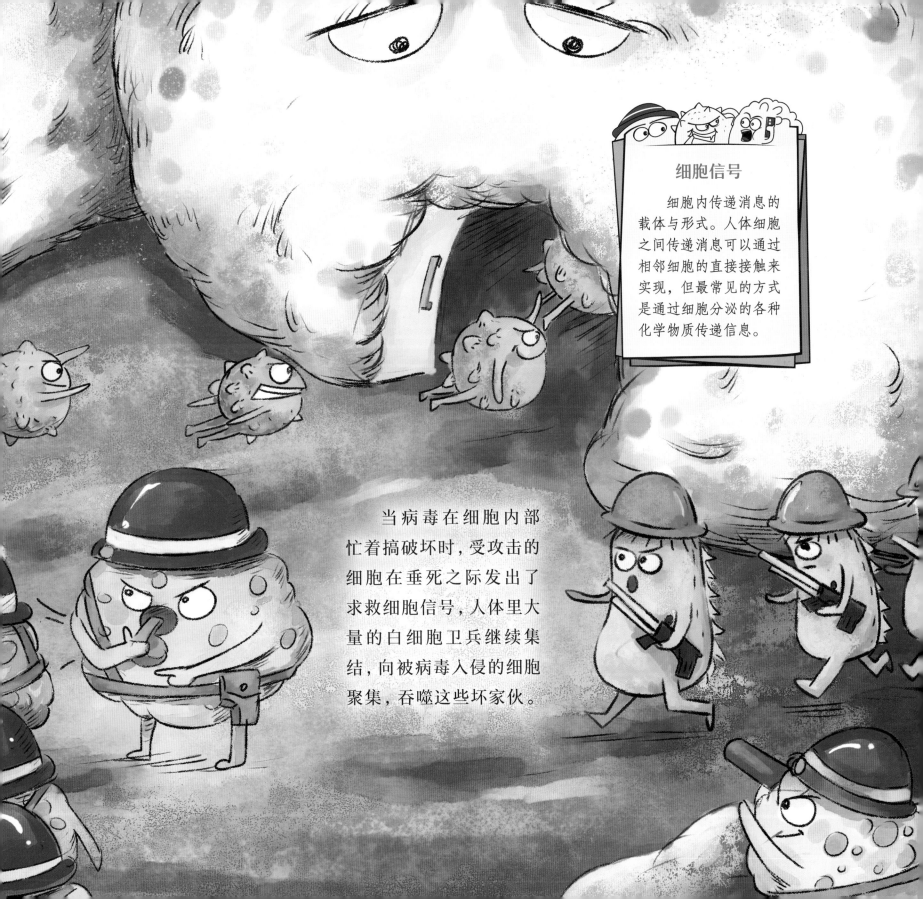

细胞信号

细胞内传递消息的载体与形式。人体细胞之间传递消息可以通过相邻细胞的直接接触来实现，但最常见的方式是通过细胞分泌的各种化学物质传递信息。

当病毒在细胞内部忙着搞破坏时，受攻击的细胞在垂死之际发出了求救细胞信号，人体里大量的白细胞卫兵继续集结，向被病毒入侵的细胞聚集，吞噬这些坏家伙。

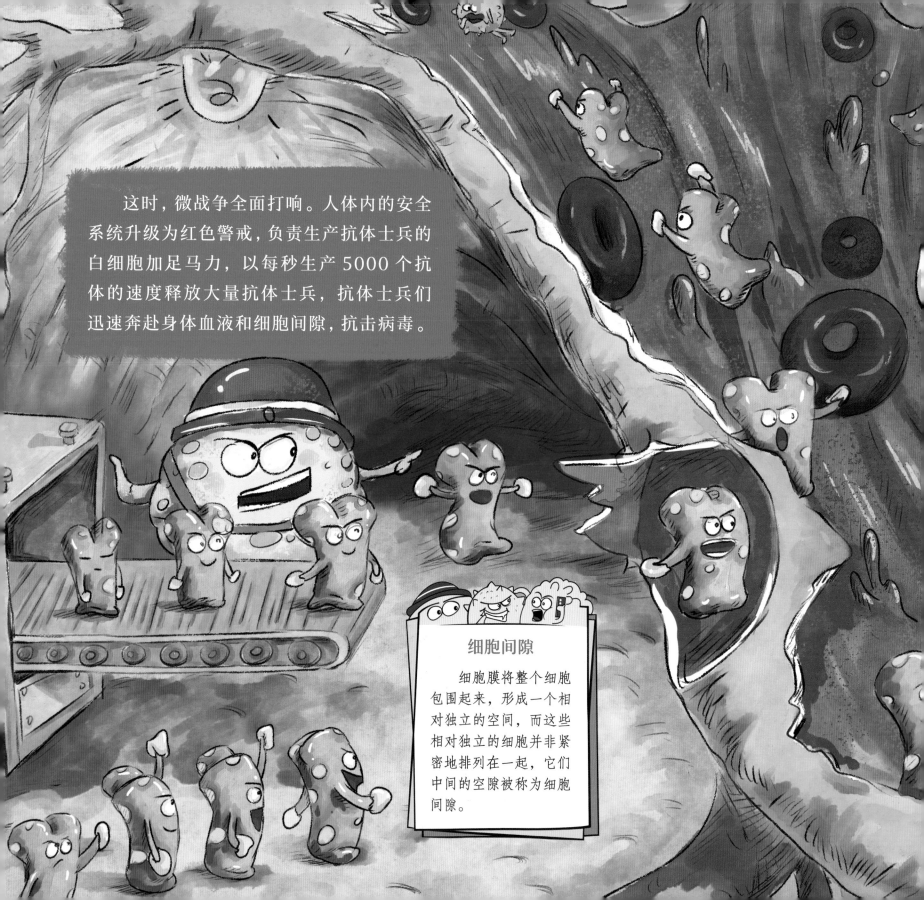

这时，微战争全面打响。人体内的安全系统升级为红色警戒，负责生产抗体士兵的白细胞加足马力，以每秒生产 5000 个抗体的速度释放大量抗体士兵，抗体士兵们迅速奔赴身体血液和细胞间隙，抗击病毒。

细胞间隙

细胞膜将整个细胞包围起来，形成一个相对独立的空间，而这些相对独立的细胞并非紧密地排列在一起，它们中间的空隙被称为细胞间隙。

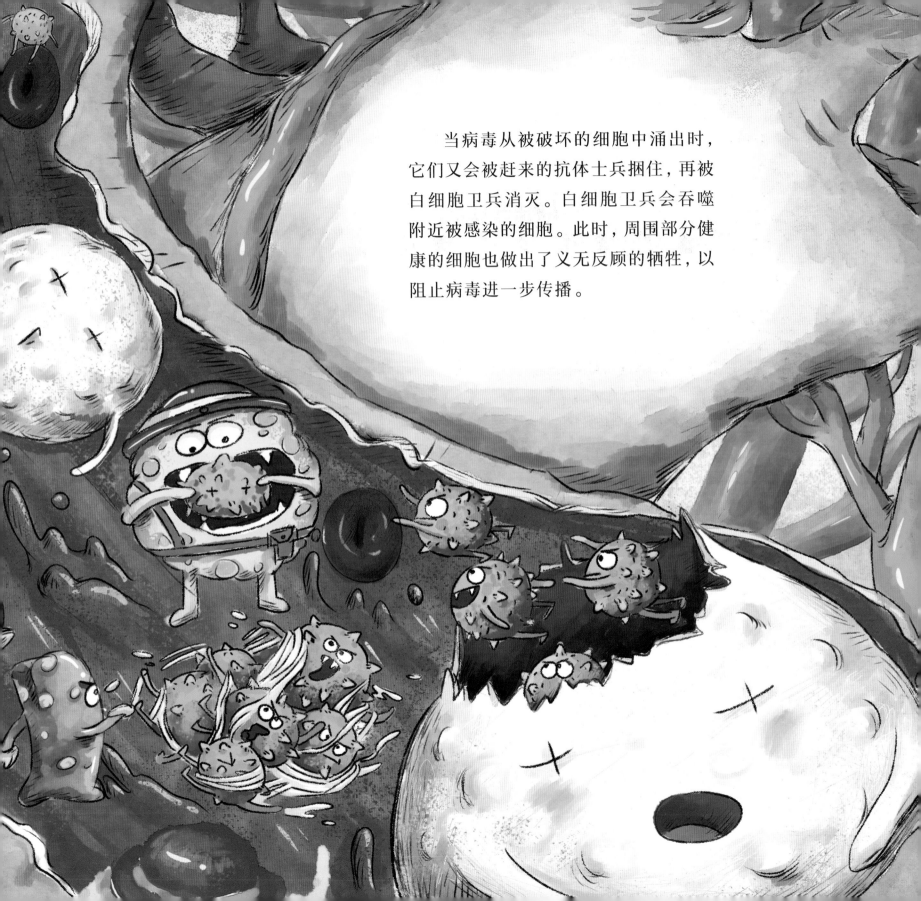

当病毒从被破坏的细胞中涌出时，它们又会被赶来的抗体士兵捆住，再被白细胞卫兵消灭。白细胞卫兵会吞噬附近被感染的细胞。此时，周围部分健康的细胞也做出了义无反顾的牺牲，以阻止病毒进一步传播。

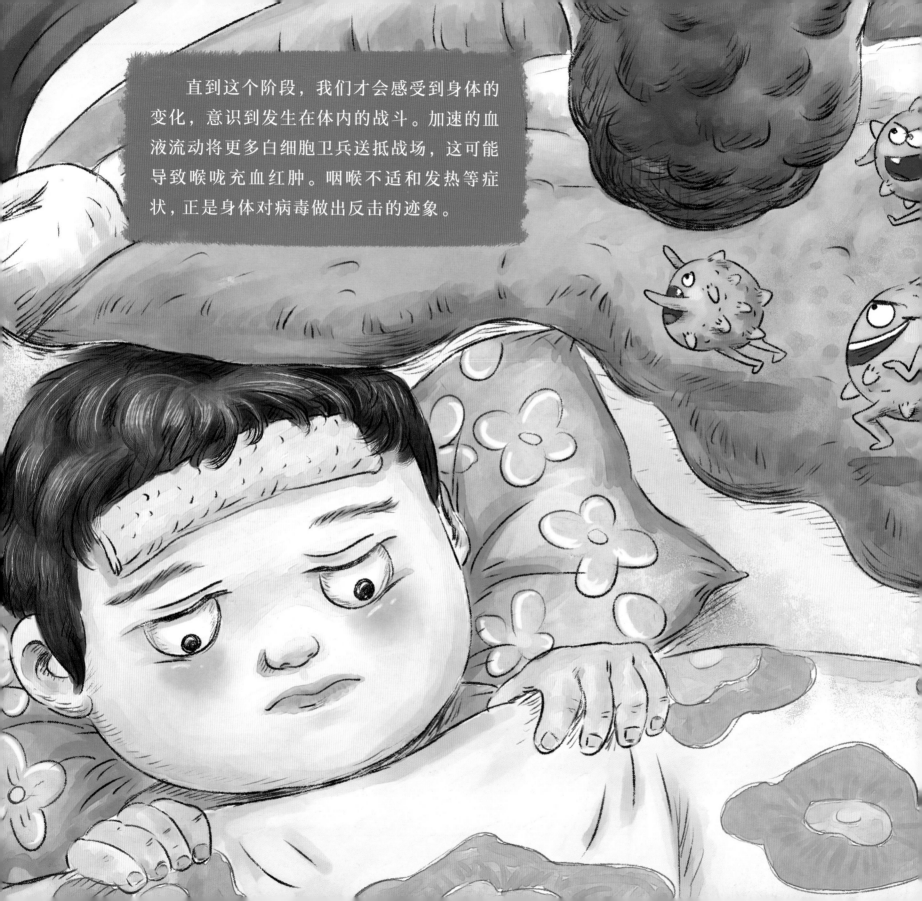

直到这个阶段，我们才会感受到身体的变化，意识到发生在体内的战斗。加速的血液流动将更多白细胞卫兵送抵战场，这可能导致喉咙充血红肿。咽喉不适和发热等症状，正是身体对病毒做出反击的迹象。

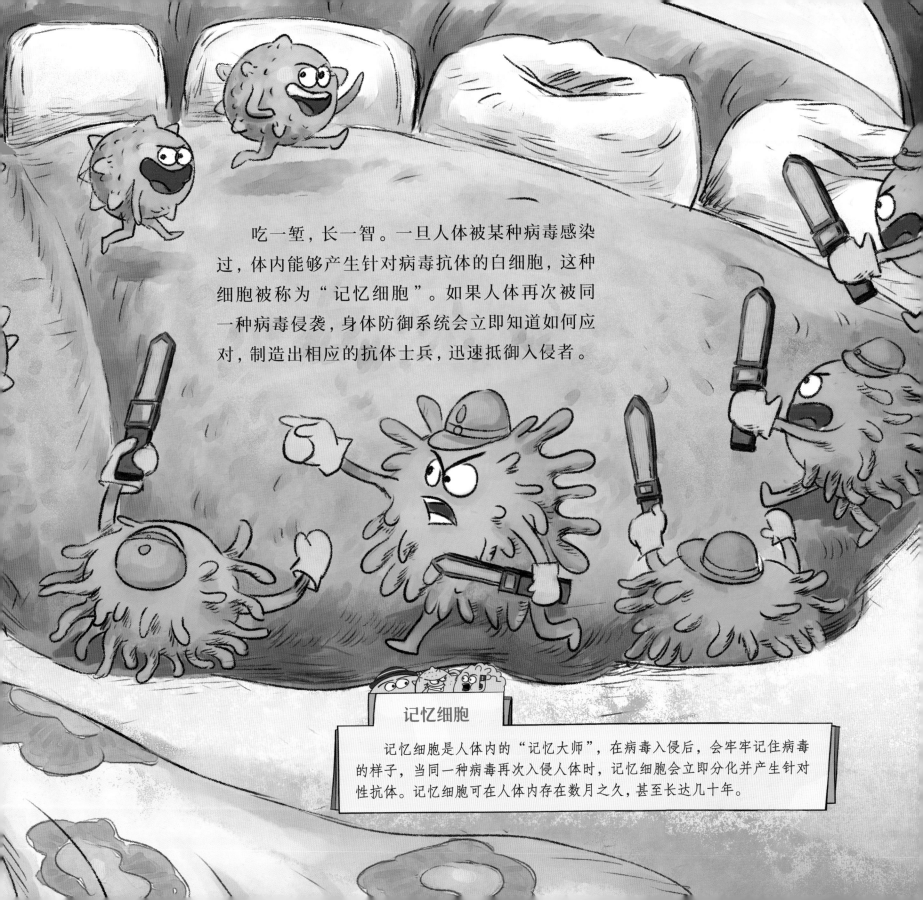

吃一堑，长一智。一旦人体被某种病毒感染过，体内能够产生针对病毒抗体的白细胞，这种细胞被称为"记忆细胞"。如果人体再次被同一种病毒侵袭，身体防御系统会立即知道如何应对，制造出相应的抗体士兵，迅速抵御入侵者。

记忆细胞

记忆细胞是人体内的"记忆大师"，在病毒入侵后，会牢牢记住病毒的样子，当同一种病毒再次入侵人体时，记忆细胞会立即分化并产生针对性抗体。记忆细胞可在人体内存在数月之久，甚至长达几十年。

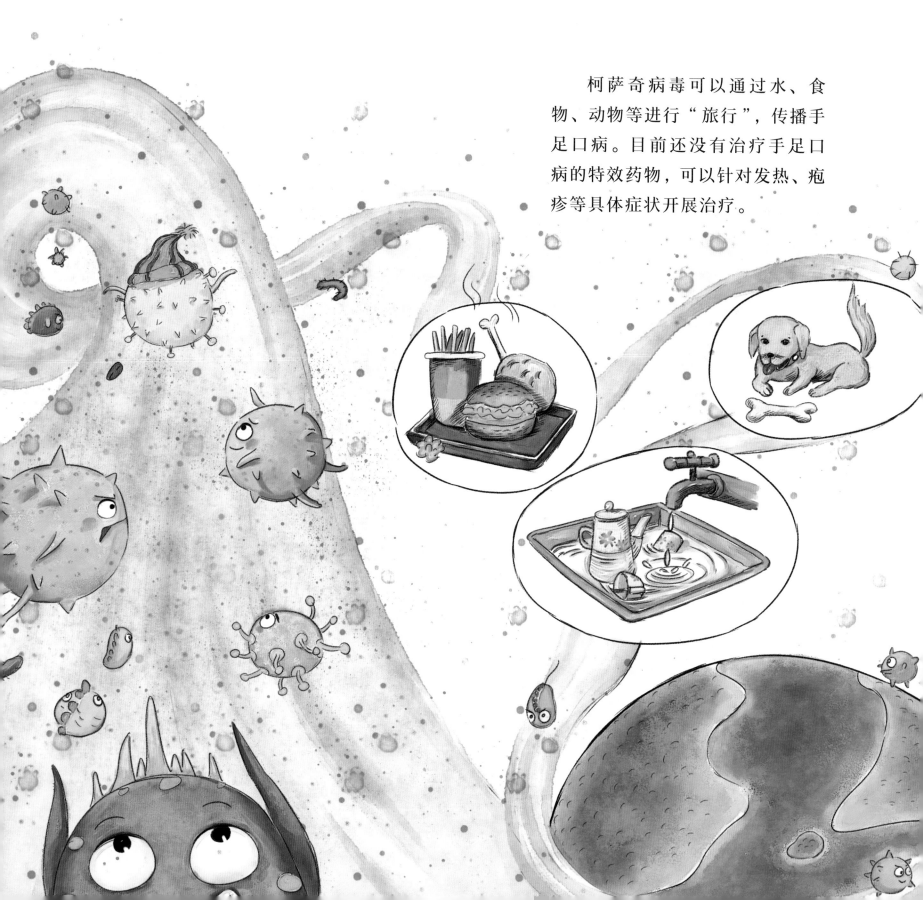

柯萨奇病毒可以通过水、食物、动物等进行"旅行"，传播手足口病。目前还没有治疗手足口病的特效药物，可以针对发热、疱疹等具体症状开展治疗。

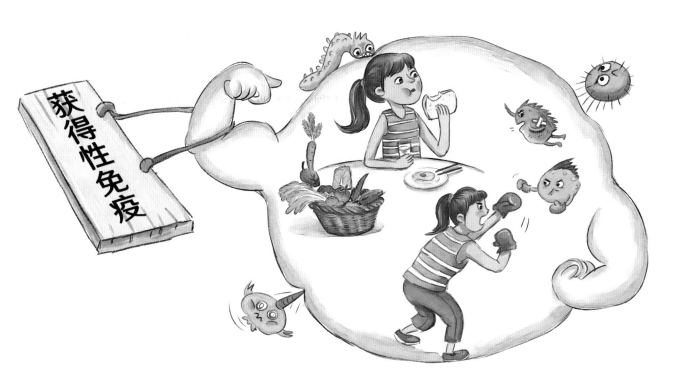

对抗病毒入侵还需要提高人体自身免疫力。小朋友们，除了养成良好的卫生习惯，还可以通过锻炼身体、保证充足睡眠等方式增强身体抵抗力，以防手足口病找上我们哟！

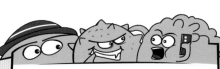

免疫力

我们的身体抵御外来入侵物或体内有害物质的能力。这种能力有些是人体与生俱来的，叫"先天性免疫"；有些则是需要我们不断"打怪升级"，在与疾病的斗争中获得的，叫"获得性免疫"。

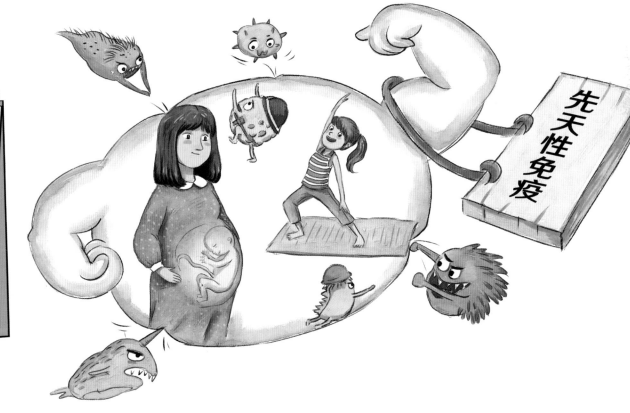

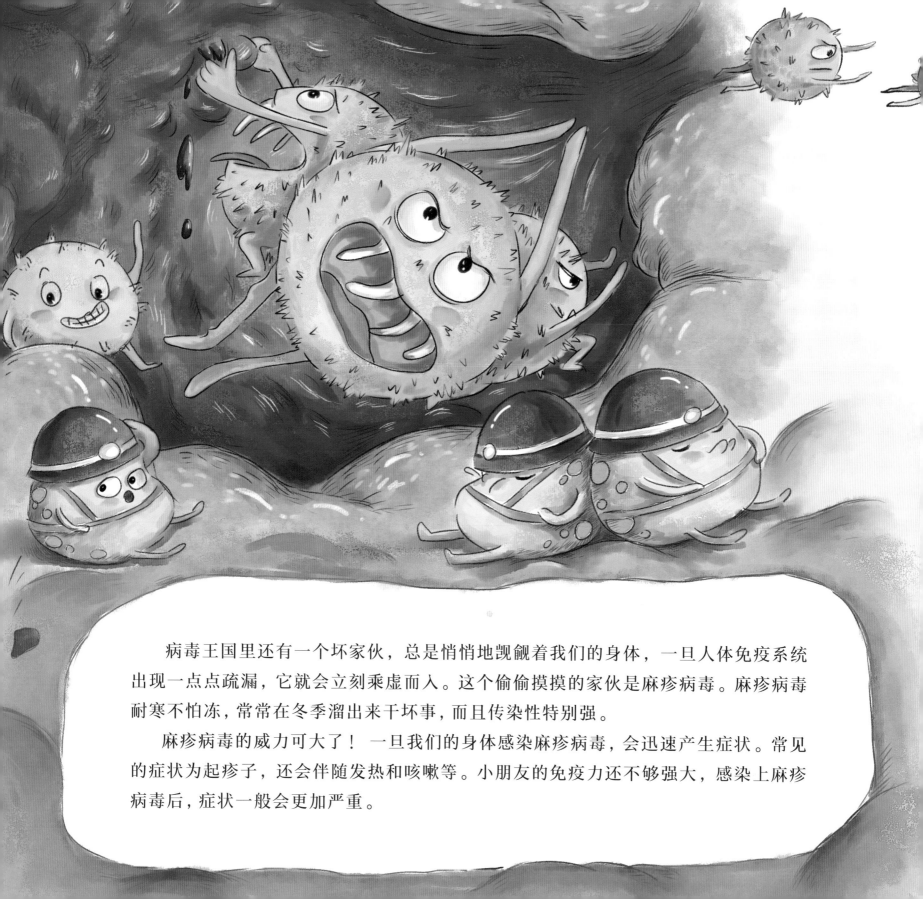

　　病毒王国里还有一个坏家伙，总是悄悄地觊觎着我们的身体，一旦人体免疫系统出现一点点疏漏，它就会立刻乘虚而入。这个偷偷摸摸的家伙是麻疹病毒。麻疹病毒耐寒不怕冻，常常在冬季溜出来干坏事，而且传染性特别强。

　　麻疹病毒的威力可大了！一旦我们的身体感染麻疹病毒，会迅速产生症状。常见的症状为起疹子，还会伴随发热和咳嗽等。小朋友的免疫力还不够强大，感染上麻疹病毒后，症状一般会更加严重。

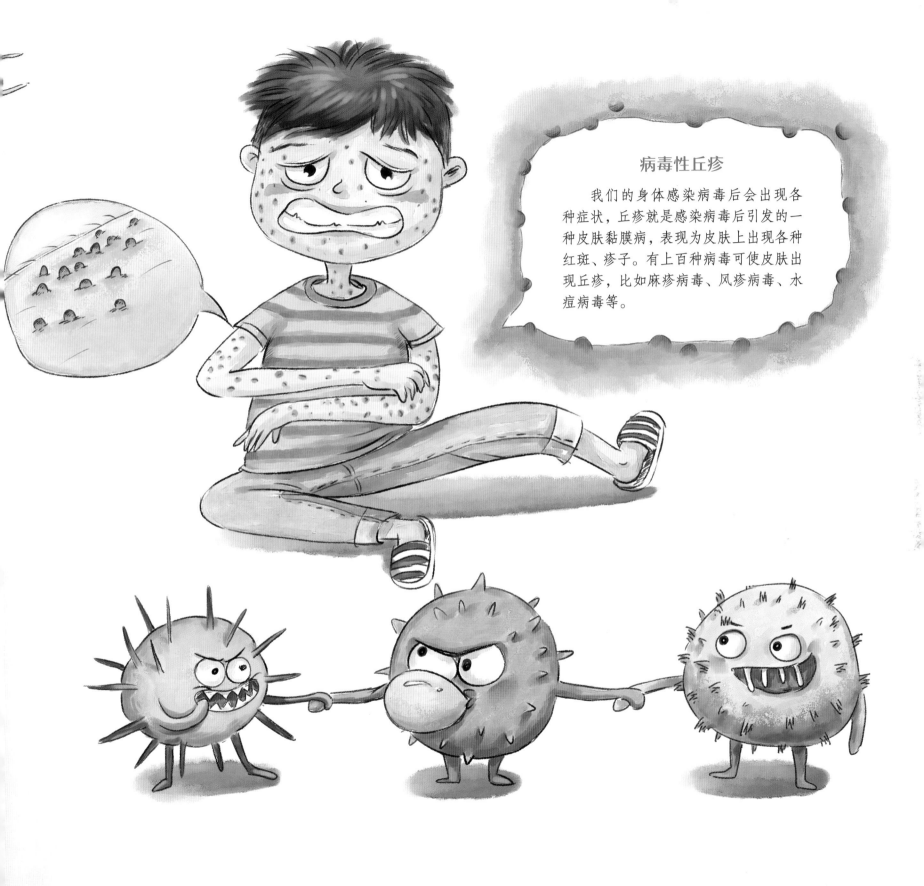

病毒性丘疹

　　我们的身体感染病毒后会出现各种症状，丘疹就是感染病毒后引发的一种皮肤黏膜病，表现为皮肤上出现各种红斑、疹子。有上百种病毒可使皮肤出现丘疹，比如麻疹病毒、风疹病毒、水痘病毒等。

为了抵御麻疹病毒这个大坏蛋侵害小朋友的身体，科学家们采取预防为主的手段，制造出了精准对付麻疹病毒的武器——麻疹疫苗。

继天花、脊髓灰质炎之后，世界卫生组织把麻疹列入计划消灭的疾病名单。麻疹疫苗就是预防麻疹病毒引起传染病的最佳武器。

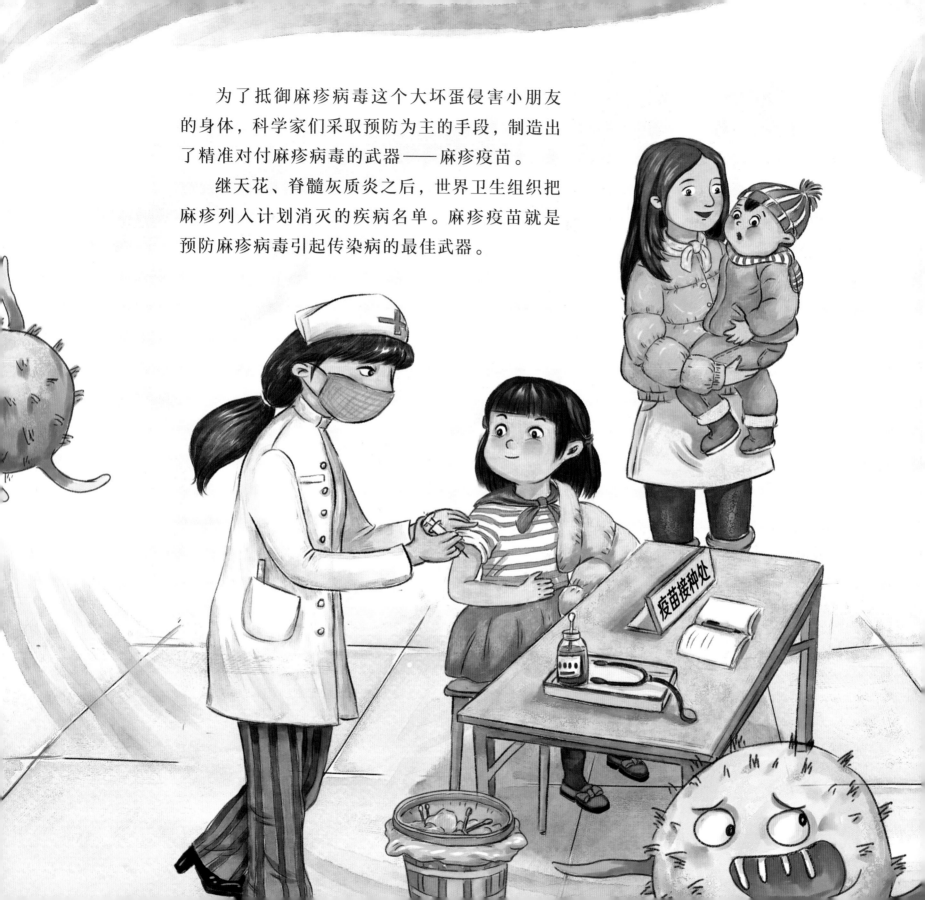

疫苗接种处

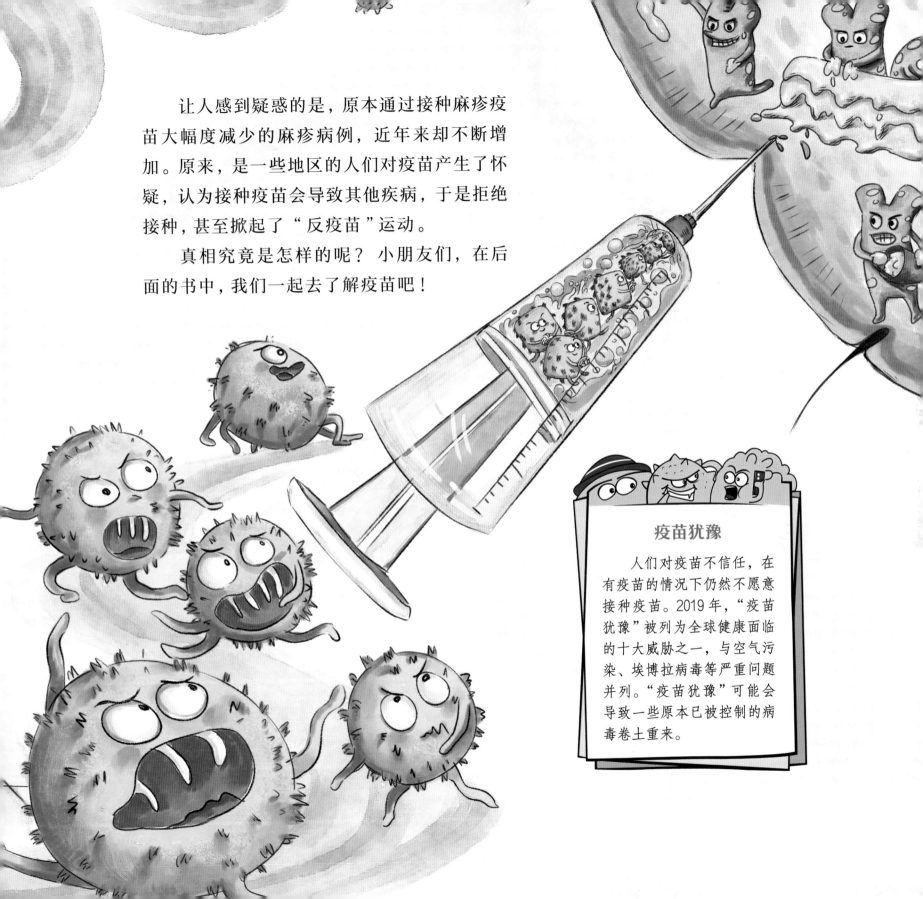

让人感到疑惑的是，原本通过接种麻疹疫苗大幅度减少的麻疹病例，近年来却不断增加。原来，是一些地区的人们对疫苗产生了怀疑，认为接种疫苗会导致其他疾病，于是拒绝接种，甚至掀起了"反疫苗"运动。

真相究竟是怎样的呢？小朋友们，在后面的书中，我们一起去了解疫苗吧！

疫苗犹豫

人们对疫苗不信任，在有疫苗的情况下仍然不愿意接种疫苗。2019 年，"疫苗犹豫"被列为全球健康面临的十大威胁之一，与空气污染、埃博拉病毒等严重问题并列。"疫苗犹豫"可能会导致一些原本已被控制的病毒卷土重来。

影响儿童健康的常见病毒

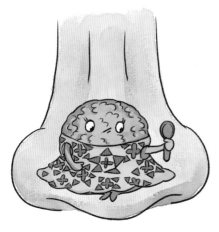

麻疹病毒

人与人之间传染力极强的病毒，可以通过飞沫快速传播。注射麻疹疫苗是最有效的预防方法。

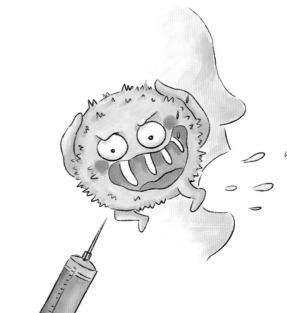

鼻病毒

引起普通感冒最常见的病毒之一。主要传播方式为呼吸道飞沫和直接接触。

水痘—带状疱疹病毒

引起水痘的元凶，常通过接触或飞沫传播，传染力很强。10岁以下儿童水痘发病率在90%以上。

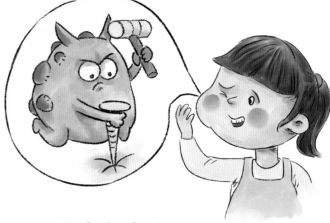

腮腺炎病毒

引起流行性腮腺炎的病原，多由飞沫传播。症状为腮腺肿大，还可能伴有发热和畏寒等，需及时就医。